I0101748

DANS LES COULISSES DU CANCER

POUR UNE SURVIE PLUS LONGUE ET UNE MEILLEURE QUALITÉ DE VIE

Maria do Carmo Vieira-Montfils

Dans les coulisses du cancer

Pour une survie plus longue et une meilleure qualité de vie

1ère Edition
POD

KBR
Petrópolis
2015

Édition du texte **KBR**
Couverture **KBR**
Illustration de couverture **“Traitement du cancer”, Époque d’Edo, Japon, 1809**

ISBN 978-85-8180-375-3

KBR Editora Digital Ltda.
www.kbrdigital.com
www.facebook.com/kbrdigital
contact@kbrdigital.com
1|864|373.4528

HEA039030 - Santé/ cancer

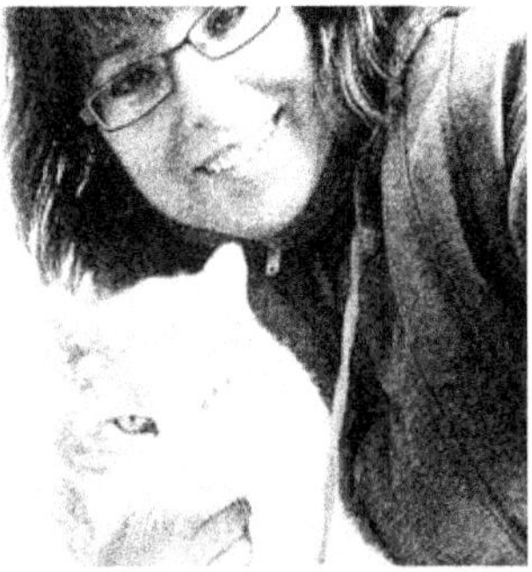

Maria do Carmo Vieira-Montfils est une écrivaine canadienne, née au Brésil. Elle vit au Canada depuis 15 ans. Elle a publié deux livres en français, *Fenêtre Virtuelle* (poèmes) et *Une deuxième vie - aide à la francisation. Dans les coulisses du cancer* est son premier livre publié par KBR, en trois langues, portugais, français et anglais. Maria do Carmo est une chroniqueuse et collaboratrice régulière au magazine hebdomadaire de KBR, *Singles K.*

Courriel : maviemontfils@yahoo.ca

Table des matières

En l'honneur de mes patients.

En signe de gratitude au médecin et ami qui a pris soin de ma sœur, Dr Wagner Brant Moreira.

INTRODUCTION

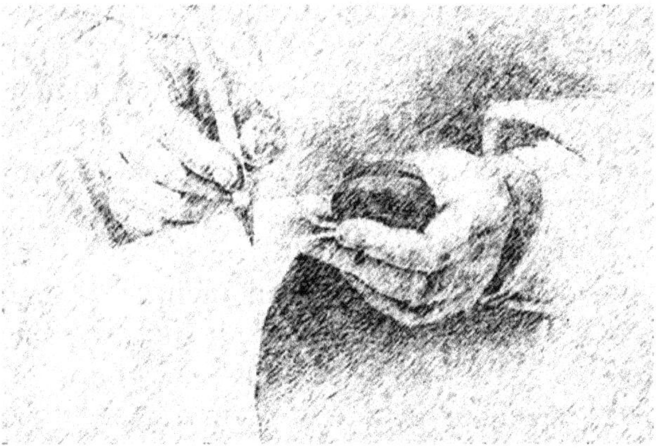

Le présent ouvrage n'est pas un document à caractère professionnel. Le format informel de mon texte[1] ressemble plus à un essai et s'adapte très bien à mes propos, car dans ce genre d'écrit, nous pouvons exprimer nos idées et nos opinions subjectivement, nous n'avons pas besoin de prouver quoi que ce

1 Le générique masculin est utilisé sans discrimination et uniquement dans le but d'alléger le texte.

soit. En même temps, avec mes tentatives d'analyser certains points de vue et le désir de proposer des conclusions sur certains sujets, j'ouvre espace pour des réflexions éthiques et philosophiques, quoique sans oser établir des règles.

C'est donc le témoignage d'un être humain qui a vécu longtemps dans le milieu de l'oncologie. Cependant, c'est naturel que je ne puisse pas me débarrasser de tout ce que j'ai appris comme oncologue — je dirais même impossible — et mon texte peut parfois ressembler à des conseils ou à des mises en garde. Mais ce n'est pas comme médecin que je donne des suggestions, il s'agit d'une vision logique de cet environnement, dans une tentative d'aider au bon déroulement des relations humaines, avant tout… Et pourquoi pas la science ? Je vous offre un nouvel angle de vision pour le traitement du cancer et j'invite tout le monde à participer à un projet pour une nouvelle approche.

Alors, mon ouvrage s'adresse au patient et leur entourage, à l'équipe de soins de santé, au chercheur scientifique et à tous ceux dont le sujet « Cancer » soulève l'intérêt, avec l'ouverture d'esprit la plus généreuse possible, afin de réfléchir à propos de nos questions, de nos besoins. J'essaie de suivre chaque étape que l'on doit franchir quand cette maladie entre dans notre vie, pour voir comment on peut améliorer notre cheminement, tant du côté des patients, comme du côté de l'équipe de santé. Et également pour essayer de trouver la bonne voie pour chacun, vers un avenir où l'espoir aurait plus de chance de devenir réalité.

Les questions que je discute sont universelles, donc intéressent tout le monde, n'importe où que ce livre serait publié.

Pour des renseignements d'ordre professionnel, je vous suggère de vous procurer les documents officiels à propos du sujet qui vous intéresse ou de consulter les autorités concernées.

1. Pourquoi ?

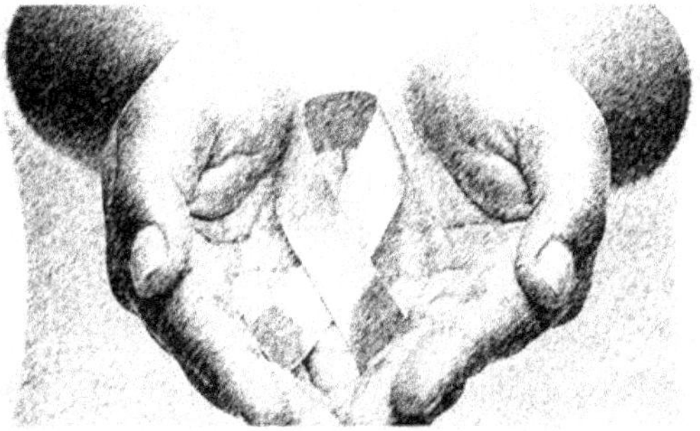

Cela fait déjà quelques années que je n'exerce plus la médecine. J'ai parfois l'impression d'avoir abandonné le champ de bataille, d'avoir laissé ma mission inachevée. Mais je sais que c'est à cause du vide qui nous envahit quand nous cessons de jouer un rôle si exigeant et si important. Pour cette raison, j'ai décidé d'écrire un livre, pour partager mon expérience et mes idées. Il s'agit de partager avec vous quelques réflexions à propos de l'être humain, à propos des circonstances qui nous entourent quand nous sommes « dans les coulisses du cancer » avec notre bagage plein de besoins parsemés de victoires et de frustrations. Je tiens également à inviter tout le monde à participer de la création d'un projet sur une nouvelle approche du cancer. Si ma contribution peut aider quelqu'un dans son parcours, que ce soit un médecin, un patient ou sa famille, j'aurai accompli une autre étape de ma mission sur Terre. Et cela sera très réconfortant pour moi.

Quand j'ai choisi d'être médecin et ensuite de me spécialiser en oncologie, j'avais l'objectif de mieux connaître l'être humain et d'aider mon prochain. J'ai étudié et j'ai toujours travaillé avec cette idée à l'esprit, plus que pour toute autre raison. J'avais l'illusion que le fait de mieux connaître le fonctionnement de notre corps rendrait ma vie plus intéressante et utile. Dans un pays où il y a une partie importante de la population dans la pauvreté — mon pays d'origine — le rêve d'aider les gens est une réaction banale, sans aucune connotation d'héroïsme. Les tristes conditions des pauvres nous dérangent et nous encouragent à agir. Mais mon objectif n'était pas seulement les personnes pauvres, bien sûr. Aujourd'hui, je ne suis plus dans un pays ayant de la pauvreté, mais je me sens encore concernée comme si je pouvais aider les gens — les pauvres dans un sens plus large, parce que nous sommes tous pauvres dans notre condition humaine limitée.

Je n'ai pas l'intention d'être didactique car je ne suis pas professeur. C'est avec un langage simple, parfois familier, que je transmets mes pensées et je souhaite que mon ouvrage puisse générer une interaction constructive entre les lecteurs et leur entourage. J'ai appris beaucoup de leçons avec mes patients. J'ai aussi souffert l'expérience d'avoir un membre de ma famille affecté par le cancer.

C'est ma sœur adorée que j'ai perdue dans cette bataille. Malheureusement, dans son cas, le cancer du sein n'a pas été détecté à un stade précoce, malgré toutes les informations disponibles à une personne intelligente et instruite comme elle était, malgré la présence d'un oncologue à ses côtés, à qui elle aurait pu demander de l'aide. Quand elle l'a fait, le cancer s'était déjà étendu aux ganglions lymphatiques régionaux et le pronostic n'était plus très favorable. Même si ce n'était pas la meilleure condition que nous aimerions avoir, le traitement lui a permis de bien vivre pendant 10 ans, sans aucun signe de maladie.

Mais les métastases étaient une probabilité et elles sont apparues, malheureusement. Je vous raconte tout cela pour souligner l'importance du diagnostic précoce. Si nous pouvons détecter le cancer au tout début de son développement, la possibilité de guérison est plus élevée. Alors, il est indispensable de passer des tests de dépistage périodiquement. L'auto-examen est également très utile dans le cancer du sein. Toutes les femmes devraient être examinées régulièrement.

Je vous invite à contacter votre médecin pour obtenir des informations sur les procédures recommandées disponibles pour vous, que ce soit en cas de prévention ou dans l'éventualité d'un traitement. Chaque cas de cancer doit être évalué avec soin, car il y a beaucoup de situations distinctes. Le cancer peut avoir des comportements complètement différents, en fonction de multiples circonstances. Nous ne pouvons pas généraliser.

J'ai été médecin de riches et de pauvres, de gens instruits et moins instruits, de jeunes et de moins jeunes. .Je m'autorise donc à vous dire que c'est un témoignage riche que je vous présente, j'en suis très consciente. J'ai accumulé tellement d'heures à côté de la souffrance et de la lutte pour la vie, étant parfois plongée dedans, que j'ose penser que je suis en mesure de m'aventurer dans certaines considérations à ce sujet. Mais je ne raconte pas d'histoires larmoyantes. La réalité est suffisamment pénible, nous n'avons pas besoin d'en ajouter.

Je sais que plusieurs patients affectés

par le cancer désirent connaître d'avantage sur la maladie. Ils posent souvent beaucoup de questions à ce sujet et je pense que je peux aider, en leur donnant une idée générale de certains concepts de base. Je suis également convaincue que partager nos sentiments et nos expériences est une façon effective de nous entraider et de rendre la souffrance moins lourde à supporter. J'ai combattu la maladie des deux côtés — professionnellement et dans ma famille — et je veux continuer à contribuer de la façon que je peux et qui m'est permise (je n'ai pas réussi à obtenir un permis pour exercer ma profession au Québec. J'en parlerai plus en temps et lieu).

« En médecine comme en amour, ni jamais ni toujours » — je ne connais pas l'auteur de cette phrase mais qu'elle est donc vraie ! C'est un professeur de la Faculté de Médecine où j'ai étudié qui l'a proférée comme une leçon première que l'on ne devait jamais oublier. Je m'en souviens et je tiens à vous dire que tout ce que j'affirme dans cet ouvrage n'est pas un dogme. Nous ne connaissons pas toutes les lois qui régissent l'univers et nous sommes très loin de les connaître. Nous sommes en continuel apprentissage et dans cette condition je viens partager mes pensées. Ce n'est pas humblement que je l'admets. C'est parce que je vois notre réalité de cette façon – nous sommes des apprentis.

Les thèmes abordés sont tous ouverts à la discussion. Parfois, je pose des questions qui frôlent la philosophie… C'est un exercice mental que tous devraient faire. Je vous invite donc à réfléchir d'une manière critique à propos de chaque question sur laquelle je me penche, et vous verrez que la lecture sera bien plus profitable, que vous serez en train de créer quelque chose de nouveau avec vos propres talents et, peut-être, de nouvelles idées verront-elles le jour.

La connaissance, la science ou les idées — peu importe comment nous appelons notre expérience — tout évolue à partir d'une formation acquise précédemment, qui ouvre la porte à une nouvelle salle. Et donc nous allons explorer de nouveaux labyrinthes.

2. Le cancer – une nouvelle approche

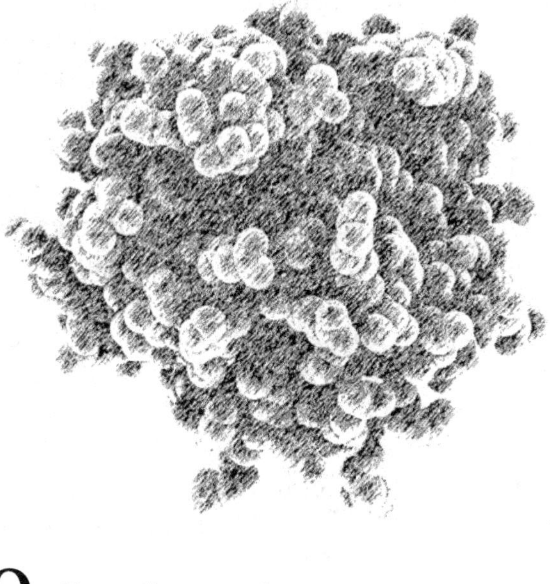

Quelle est l'origine du mot « cancer » ? Cette appellation est créditée au médecin grec Hippocrate (460-370 avant J.-C.), qui est considéré comme le « père de la médecine ». Hippocrate utilisait les termes *carcinos* et *carcinome*

pour décrire les tumeurs. En grec, ces mots se réfèrent à un crabe, et ont rapport à l'aspect de la maladie, parce que les projections digitiformes formées lors de sa propagation à partir de la lésion initiale ressemblent à la forme d'un crabe. Le médecin romain Aulus Cornelius Celsus (25 avant J.C.-50 après J.-C.) a traduit le terme grec pour *cancer*, le mot latin pour crabe. Galien (130-200 après J.-C.), un autre médecin romain d'origine grecque, a utilisé le mot *oncos* (gonflement en grec) pour décrire les tumeurs. Tandis que l'analogie d'Hippocrate et de Celsus au crabe est encore utilisée pour décrire les tumeurs malignes, le terme de Galien est actuellement souvent utilisé pour nommer les spécialistes du cancer — les oncologues.

Avec une introduction comme celle-ci, ce texte semble être didactique. Non, ce n'est pas un traité de médecine. Il s'agit plutôt d'une réflexion personnelle sur le thème afin de mieux comprendre l'être humain et les circonstances qui l'entourent, afin que nous puissions aller de l'avant sur notre chemin. Mais pour partager mes idées avec vous, j'ai besoin d'expliquer un peu le mécanisme de base par lequel un cancer se développe et se répand, d'après ce que nous connaissons de cette maladie. Même si le texte, parfois, semble avoir trop de détails techniques qui pourraient être d'intérêt pour les personnes spécialisées dans le domaine, s'il vous plaît, essayer de le lire patiemment, parce que tout ce que j'écris ici peut être utile à tout le monde, pour connaître plus cette maladie de plus en plus répandue.

Tout d'abord, il est important de parler brièvement des tissus de notre organisme, parce qu'il existe une similitude entre les cellules cancéreuses et les cellules embryonnaires, en ce qui concerne leur caractère de croissance. Oui, c'est vrai ! Alors, allons-nous.... Quand l'ovule de la mère et le spermatozoïde du père se rencontrent pour donner naissance à l'œuf humain, c'est une cellule totipotente qui se forme – totipotente car elle détient tous les potentiels. Totipotente parce que cette cellule possède tout le matériel nécessaire pour développer tous les tissus de l'organisme, c'est à partir d'elle qu'un être humain va se former, avec différents tissus — par exemple, la peau sera un tissu distinct du tissu qui forme le foie, du tissu qui forme le cerveau… et ainsi de suite. Mais toutes ces cellules, qui sont devenues différentes chez un être humain, étaient au début une cellule unique, avec toutes les caractéristiques pas encore différenciées en tissus distincts.

Je me permets d'insérer une petite parenthèse d'ordre sémantique, que je juge nécessaire. Vous avez remarqué que j'utilise un mot peut-être inconnu pour beaucoup d'entre vous, le mot « totipotent ». Oui, ce mot existe et figure dans les grands dictionnaires ! Il est très utilisé lorsque l'on parle d'embryologie et aussi d'oncologie. Je crois qu'il est irremplaçable et c'est pour cette raison que je n'ai pas cherché des synonymes. J'aime ce terme parce que quand nous nous référons à la « totipotence », nous transmettons l'ampleur de l'idée. « Toti » vient du latin « totus » qui signifie tout, tout entier. « Potent » également du latin, signifie puissant. La signification du mot « totipotent » est imposante, la cellule totipotente possède « tout », elle a la puissance pour former un être complet.

Au fur et à mesure que les cellules se multiplient, dans la phase embryonnaire, les nouvelles cellules subissent des influences qui font en sorte qu'elles deviennent différentes — qu'elles se différencient. Elles commencent alors à former des agglomérations ici et là, prennent des formes d'organes et de masses de tissus. En général, quand elles deviennent différentes, elles perdent la capacité d'être totipotentes, c'est-à-dire qu'elles deviennent de plus en plus spécialisées pour certaines fonctions. Par exemple, le tissu du foie produit des substances que la peau ne produit pas. Et ainsi de suite.

Toutes les cellules normales ont un système responsable pour le contrôle du processus de la division cellulaire — c'est une combinaison de stimulation et inhibition de la multiplication cellulaire, menée par des gènes (proto-oncogènes/oncogènes, gènes de réparation etc.) — je vais appeler ce système de « Complexe O » pour simplifier le texte.

Maintenant, parlons du cancer… Pour une raison donnée (parfois connue, parfois non), une cellule (ou quelques cellules) d'un tissu du corps subit un changement, par exemple une mutation, qui déclenche le processus de division cellulaire sans les contrôles habituels. Souvent, la machinerie cellulaire est en mesure de résoudre le problème, mais dans d'autres cas, elle ne le fait pas, et c'est ainsi que la cellule cancéreuse apparaît. La cellule cancéreuse commence à se multiplier sans le contrôle normal du « Complexe O », qui devient défectueux. La cellule se multiplie sans respecter les lois qui régissent son environnement. Elle semble revenir à un stade plus ancestral, c'est-à-dire qu'elle reprend des caractéristiques plus indifférenciées. C'est comme si elle rétrogradait à une phase plus jeune, semblable à la phase embryonnaire, au moment où elle se multipliait plus activement. Parfois, elle perd beaucoup de sa différenciation, de sa spécialisation. Mais il semble qu'elle garde encore un peu de ses caractéristiques parce que le comportement de la maladie varie selon le tissu d'origine du cancer.

Le cancer n'est pas une maladie uniforme, il se manifeste sous plusieurs formes. La vitesse de multiplication dépend souvent du degré de différenciation des cellules. Cette reproduction cellulaire, apparemment sans contrôle, forme des masses de cellules qui gagnent du volume et se transforment en tumeurs. Ces agglomérations de cellules ne possèdent plus le comportement d'un tissu normal, avec des cellules qui fonctionnent ensemble, de concert avec le reste de l'organisme. Elles ne respectent même plus leur territoire et ont tendance à envahir les tissus voisins et à être indépendantes, à perdre la cohésion de l'ensemble du tissu original, avec une propension à se détacher et aller circuler ailleurs, s'installant à des endroits éloignés de leur place d'origine (éloignés de leur place dite « primitive »), où elles continuent à se multiplier (les « métastases »). Bref, le chaos s'installe. Tout ce processus consomme beaucoup de nutriments et d'énergie chez la personne affectée, sans but apparent. Les masses de cellules augmentent plus vite que l'organisme est capable de les nourrir et beaucoup d'entre elles périssent en pleine croissance, en libérant des substances toxiques. Ces tumeurs peuvent aussi produire des effets mécaniques indésirables, comme des compressions, des obstructions. Tout cela peut mener le malade à la mort, si on ne reprend pas le contrôle de la situation.

D'innombrables études et théories tentent d'expliquer ce comportement bizarre de la cellule cancéreuse et pourquoi l'organisme ne le contrôle pas. Plusieurs altérations génétiques (héréditaires et non héréditaires) ont été détectées. Mais la cause première du processus, pourquoi tout cela arrive, n'est pas encore connue. Pourquoi le « complexe O » d'une cellule change pour laisser cette multiplication cellulaire sans limite ? On cherche des raisons ici et là, mais le mystère est encore plus grand que les découvertes. On sait également qu'il y a beaucoup de facteurs qui contribuent à déclencher la maladie, comme certaines habitudes, certains aliments ou la façon dont on les consomme, l'exposition aux agents toxiques, la combinaison de facteurs etc. Mais la vraie raison reste encore mystérieuse.

Quand cette cause sera découverte, alors on trouvera la vraie guérison de la maladie. C'est certain que l'élimination de quelques facteurs aide énormément. Par exemple, c'est prouvé que l'habitude de fumer est un facteur de risque important pour développer le cancer du poumon. Le tabagisme n'agit pas seul, bien sûr, la personne à risque présente d'autres facteurs qui travaillent ensemble. Probablement, pour beaucoup de ces personnes, le fait de ne pas fumer est le facteur qui les protège contre le cancer du poumon. Mais éviter les facteurs de risque n'est pas suffisant. Je fais une analogie pour exemplifier : supposons qu'il y ait un trou camouflé d'un côté d'un champ et que tout autour il y ait plein de fruits qu'une bête sauvage aime manger. Si la bête va de ce côté-là du champ pour manger les fruits, elle a une probabilité plus grande de tomber dans le trou. Il y a aussi une chance qu'elle ne tombe pas. Si on enlève les fruits, le risque que la bête y aille est plus petit, mais elle peut y aller quand même et encore tomber. Pour qu'il n'y ait plus aucun risque qu'elle tombe, il faut éliminer le trou lui-même !

Étant donné que le trou est camouflé pour tout le monde, les mesures de prévention et le traitement que nous utilisons pour le cancer sont tous périphériques, c'est-à-dire que nous n'arrivons jamais au cœur de l'énigme.

Quelle est la stratégie des traitements existants, tels que la chimiothérapie ? Ces traitements sont conçus pour attaquer les cellules dans leur processus de division cellulaire. Les molécules des médicaments se comportent comme des composants frauduleux de la structure de la cellule ou ils empoisonnent des éléments cellulaires internes nécessaires pour le processus de multiplication, juste pour donner un exemple. Par conséquent, les cellules cancéreuses sont tuées quand elles sont dans l'acte de division. Comme nous le savons, les cellules cancéreuses se multiplient rapidement, de sorte qu'elles sont touchées en grand nombre par cette stratégie.

Il y a un sérieux problème avec ce genre de logistique, à mon avis. Même si c'est considéré comme une méthode très avancée et astucieuse, visant la division cellulaire dans ses chemins intimes, comme nous le faisons dans la plupart des mécanismes d'action des traitements existants, il reste qu'on ne vise qu'à tuer les cellules qui se multiplient plus vite, comme c'est le cas des cellules cancéreuses. En plus de tuer les cellules cancéreuses, le traitement tue aussi les autres cellules du corps qui ont un taux élevé de renouvellement. Ce problème est la cause de la plupart des effets indésirables. Par exemple, les cellules de la moelle osseuse responsables de la fabrication de cellules sanguines, sont touchées directement, car elles se multiplient rapidement. La conséquence est la diminution de la production de cellules sanguines, ce qui peut conduire à l'anémie (faible nombre de globules rouges), aux hémorragies (en raison du faible nombre de plaquettes) et aux infections (en raison de leucopénie — faible nombre de globules blancs, les « soldats » de notre corps qui nous protègent contre les agents infectieux ; avec un faible nombre de « soldats », le corps devient plus vulnérable aux infections). Ces conséquences peuvent s'avérer dangereuses, et même très graves, souvent menaçant le pronostic vital et nécessitant une intervention rapide.

Un autre exemple est la matrice de l'épithélium de cheveux, une des populations des cellules à croissance la plus rapide dans le corps humain, de sorte que le traitement peut conduire à la perte temporaire des cheveux.

Actuellement, on a recours à des ruses pour cibler seulement les cellules malades, mais pas pour tous les médicaments et cela ne touche pas encore la cause première. Donc, il peut toujours rester une cellule « folle » capable de reprendre son rythme, ou capable de développer aussi des « ruses » pour continuer sa multiplication, ce que nous appelons des mécanismes de résistance.

Alors, on continue à voir des effets indésirables encore très fréquemment, malgré tout l'arsenal pour essayer de les contourner. Et on voit encore des récidives de la maladie, à court ou à long terme. Sans parler du cancer secondaire au traitement, qui se développe par l'action cancérogène du traitement lui-même.

Nous savons qu'il y a de nouvelles études qui ont mené à la création de drogues avec des mécanismes d'action innovateurs: en langage plus simple et clair, il y en a une qui propose l'action pour rendre les cellules cancéreuses « visibles » pour notre système immunitaire (encore là c'est pour inciter à la guerre entre les cellules), et une autre étude vise l'action sur l'effet des mutations qui font déclencher l'accélération de la division cellulaire. Mais il me semble que ce n'est pas encore « l'œuf de Colomb ».

Je crois que tous les médicaments utilisés jusqu'à présent n'ont pas encore atteint la cause principale du cancer parce que les cellules cancéreuses ont la capacité de trouver des moyens de déjouer les traitements, par leurs mécanismes de résistance. Elles subissent des changements pour poursuivre leur route inexorable — cette tendance vicieuse à se multiplier. Où se trouve donc l'origine de cette tendance ?

Néanmoins, les patients sont là, il faut les traiter au plus vite, avec les outils que nous avons. Et c'est ce genre de traitement dont nous disposons et qui réussit à atteindre des résultats surprenants, quand même. De plus en plus de patients sont en rémission à long terme et nous pouvons même dire guéris.

Pour ce qui est de la recherche, en plus de travailler avec de nouveaux médicaments qui visent à tuer les cellules, on pourrait peut-être penser à **une nouvelle approche**. Je sais que c'est difficile de penser différemment, car l'univers que nous connaissons nous induit à la mort et les armes que nous savons construire sont faites pour tuer, en accord avec les lois de la nature – tuer pour survivre, c'est la devise qui nous mène. Si cette affirmation vous effraie, si vous refusez d'accepter notre réalité prédatrice, vous êtes en train de faire les premiers pas vers la vision d'une autre dimension, comme moi. Mais ceci est une autre histoire…

Une nouvelle approche

Avec toute l'évolution des études génétiques, ces dernières années, il doit y avoir un moyen de scruter plus efficacement ces cellules, de les soumettre à des environnements similaires au corps humain pour interagir avec les mécanismes de division cellulaire. Non pour tester des substances qui vont détruire la cellule en division, ni pour contourner la situation avec des « ruses », parce que la cellule répond aussi avec des « ruses ». Nous ne pouvons pas oublier que nous sommes dans un système où le principe de l'action et de la réaction est en vigueur (pour chaque action, il existe une réaction égale et opposée). Et si on commençait plutôt à jouer avec sa capacité de se multiplier ? Il faudrait essayer de remettre la cellule dans le « bon » comportement, pour qu'elle revienne à son rythme normal, en respectant les lois qui régissent son environnement — c'est « la nouvelle approche » dont je parle. Si nous développons des études de ce genre, peut-être trouverions-nous bien plus de réponses qu'attendu. Peut-être qu'en étudiant l'origine du comportement de la cellule cancéreuse, on apprendrait plus à propos de notre nature même, des lois qui nous régissent, ce comportement standard à notre portée pour le moment — vie → croissance → mort — gouverné par ce mouvement perpétuel d'actions et de réactions.

J'ai exposé le comportement des cellules embryonnaires et celui des cellules cancéreuses, dans les paragraphes précédents, pour mettre en évidence la similitude de leur caractère de croissance. En principe, ce n'est pas un comportement intrinsèque de « mort ». En quelque sorte, cette croissance exagérée reproduit, en mode accéléré, le modèle de la nature — on vie, on grandit, pour ensuite atteindre la mort. Il faudrait déjouer ce standard, ce cercle vicieux. Je vous invite tous à réfléchir à propos de cette réalité frappante.

Brainstorming

Maintenant, une autre parenthèse s'impose... Cet ouvrage a déjà porté un petit fruit, en interaction avec mon entourage. Et c'est justement cela que je veux, que nous puissions réfléchir ensemble et sortir nos idées. J'ajoute ici un petit pas d'avance qui incitera à d'autres, peut-être... En parlant avec mon frère Francisco — un ingénieur — à propos de mes pensées concernant la cellule cancéreuse, il a donné suite à ma pensée d'une manière différente et surprenante ! Je crois que c'est logique. Reprenons un petit extrait du paragraphe précédent, avant de prendre connaissance de l'idée de mon frère...

Ceci :

« J'ai exposé le comportement des cellules embryonnaires et celui des cellules cancéreuses (...) pour mettre en évidence la similitude de leur caractère de croissance. En principe, ce n'est pas un comportement intrinsèque de 'mort'. »

Quand je lui ai dit ceci, mon frère a raisonné que la mutation qui déclenche le comportement de « croissance » de la cellule cancéreuse pourrait être une réaction vitale pour réparer le dommage subi.

Voyons, soudainement, la séquence

de développement du cancer est devenue logique ! Suivons attentivement un possible enchaînement d'évènements : une cellule normale est agressée par un agent potentiellement létal — un cancérogène, comme la radiation, par exemple — et devient endommagée à un tel point qu'elle subit une mutation. Cette mutation, apparemment aléatoire, peut avoir le but de réparer l'effet destructif éprouvé par la cellule, c'est-à-dire que cette altération déclenche le mécanisme de division cellulaire — donc, la multiplication « désespérée » des cellules aurait l'objectif de remplacer les cellules endommagées et considérées par le système comme mourantes. Alors, ce serait une réaction à faveur de la vie !

La Proposition

Ce que nous appelons dans ce livre de « complexe O » est le composant génétique (ou les composants génétiques) responsable de la conduite du processus de la division cellulaire — nous devons le surveiller ! Si nous parvenons à identifier cette réaction en profondeur, et si nous réussissons à la contrôler, nous pourrons l'arrêter, dans le cas du cancer. Et dans d'autres cas, le phénomène pourrait devenir utile, une source de rénovation des tissues, par exemple. Peut-être une source de rénovation de la vie elle-même !

Donc, ce que nous avons comme proposition en ce moment est une idée : développer un traitement qui puisse contrôler la progression de la tumeur sans l'aide de pièges pour tuer les cellules. C'est-à-dire que l'on pourrait utiliser un processus qui ne perpétue pas les réactions à des actions agressives ; pour cela, il est nécessaire d'étudier le « Complexe O » plus minutieusement, pour essayer de le contrôler ou peut-être le renforcer en quelque sorte, et ainsi inverser le processus de multiplication en « désespoir » des cellules.

La force de vie est quelque chose de très intense et ce qui est très grave ici est le fait qu'elle n'est pas adéquatement ajustée. Nous ne corrigerons pas cette erreur d'ajustement en essayant de l'éliminer avec toute la violence et la naïveté des traitements actuels. Nous devons trouver un moyen de la réparer.

Mais je sais que nous sommes loin de pouvoir jouer avec ce phénomène. Toutefois, il faut au moins penser à cette possibilité. Ce serait une étape avant celle d'essayer de déjouer tout le système que nous connaissons, comme j'avais proposé comme réflexion. La tâche est énorme — je le sais — mais il faut repenser, recommencer, refaire, réparer. Par de petits pas — parce que nos jambes sont courtes — nous arriverons, quand même, à parcourir de longues routes. Et quand nous arriverons au bout de notre chemin, nous transmettrons le bâton à l'autre, pour qu'il prenne le relais, comme en athlétisme, la course de relais.

Moi je passe mon « bâton » en écrivant ce livre. C'est à votre tour…

3. Le patient

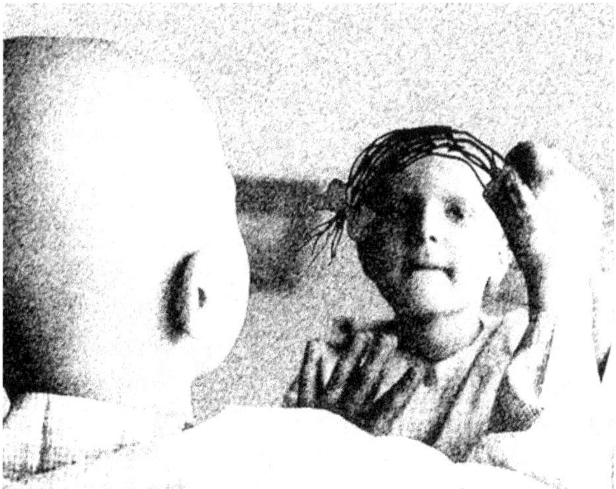

102 raisons

C'est pour toi que j'écris
Les vrais mots
Tes yeux brillent
Tes yeux que je voulais dessiner
Les plus beaux

Si les nuages gris te font peur
Regarde mes fleurs
Aujourd'hui elles sont espoir
Le jardin est plein d'avenir
Je suis ici
À ton côté
Je chante 100 notes
Plus deux
Je compte et raconte
Les raisons de mon jardin
C'est pour toi que je les plante

Au cours de mes années de pratique, j'ai compilé dans ma mémoire plusieurs types de sentiments manifestés par des questions et des commentaires, des compliments et des plaintes, exprimés soit par les patients et leurs familles, soit par les soignants... Enfin, toutes les impressions reçues dans ce contexte et qui ont contribué pour former mes propres sentiments. Mon but dans cet ouvrage est d'échanger des réflexions — je ne dis pas des conclusions. Dans ce chapitre, je veux parler à propos des personnes auxquelles j'ai dédié une grande partie de ma vie : les patients en oncologie — je tiens à leur dire des messages d'espoir. J'aimerais les aider, leur donner mon support par l'entremise de cet ouvrage. J'invite également les familles et les amis des patients, ainsi que les médecins et toute l'équipe de soins de santé à le lire, car ce texte peut être intéressant et utile pour tous.

Donc, je tire l'inspiration de cette personne qui est la plus importante du « trio » maladie/ médecin/ patient. C'est pour la soigner que le médecin existe. La maladie aussi se manifeste parce que la personne est là avec toutes ses caractéristiques et dans sa conjoncture…

Le mot « patient » utilisé en médecine, concerne la personne qui subit l'action, en étant l'élément passif. C'est bien comme cela que l'on voit souvent arriver une personne avec un diagnostic récent de cancer — en état de choc, incapable de maîtriser ses idées adéquatement. Elle se voit, tout d'un coup, entièrement dépourvue du pouvoir de décider de sa propre vie. Une maladie inattendue est en train de prendre le contrôle. En plus, il faut subir toute une panoplie de tests… Et il faut se dépêcher pour commencer le traitement le plus vite possible !

Avec l'accès à l'information de plus en plus facile, ce n'est pas un secret que le cancer est une maladie guérissable dans beaucoup de cas et que les effets indésirables du traitement sont de plus en plus contrôlés. Toutefois, la peur du cancer reste énormément présente. C'est la mort qui apparaît soudainement dans le miroir, cet évènement terrible qui est, pourtant, la seule certitude que nous ayons dans notre existence sur Terre. Certains disent que la mort ne leur fait pas peur, c'est la souffrance qu'ils ne veulent pas subir. Je crois que cette réaction est plus tardive, dans une phase d'acceptation, où le raisonnement entre en scène. Mais le choc initial devant le diagnostic est vraiment dû à la confrontation à la possibilité de mourir, qui stimule l'instinct de survie.

Habituellement, l'instinct de survie nous amène à réaliser, nous-mêmes, une séquence d'actes réflexes pour nous défendre. Mais quand il s'agit d'une maladie comme le cancer, la personne affectée se voit forcée à déléguer ce privilège à quelqu'un d'autre — le médecin devient son principal « outil » de survie. Les réactions individuelles sont variées mais dans la plupart des cas, on observe ce genre de réponse. À ce moment-là, sans qu'il ne l'ait compris rationnellement, et bien des fois le médecin non plus, le patient établit un lien instinctif avec son sauveur. Nous pouvons dire avec ses sauveurs, car souvent le traitement est multidisciplinaire, c'est-à-dire que plusieurs disciplines entrent en action, soit la chirurgie, la chimiothérapie, la radiothérapie, entre autres. Et à chaque discipline, son spécialiste.

Voilà un point important à considérer. Dans cet univers diversifié et nouveau pour la majorité, le patient peut se sentir comme dans un labyrinthe, un facteur de plus pour se sentir perdu et ce, même après la consultation avec le médecin. Il y a beaucoup d'information à saisir dans très peu de temps. Il est très important d'avoir quelqu'un dans l'équipe multidisciplinaire qui puisse parler plus longtemps avec le malade, lui expliquer les détails, répondre à ses questions, tout au long du traitement. Parfois, il est possible que cette personne soit l'oncologue lui-même. Mais cela peut s'avérer difficile, parce que les médecins sont tellement occupés à évaluer leurs patients, à prendre des décisions, à faire des choix et des études hautement techniques pour obtenir les meilleurs résultats de traitement, qu'ils n'ont pas toujours le temps de jouer ce rôle. Certains sont capables d'y arriver, dans les départements d'oncologie moins achalandés, mais je pense que ce ne devrait pas être la norme. La présence d'une autre personne pour exercer cette importante fonction est nécessaire. Si le patient a des questions très spécifiques par rapport au traitement, elle peut servir d'intermédiaire entre le patient et le médecin, quand un rendez-vous immédiat ne peut être pris. Il faut donc prendre note des coordonnées de cette personne ressource, en cas de besoin.

Dans les centres d'oncologie plus modernes, il y a souvent du personnel pour exercer cette fonction d'accompagnement, que ce soit de formation infirmière ou en services sociaux. Parfois, l'intervention des psychologues est requise, surtout pour des cas plus spécifiques, qui sortent de l'habituel. À l'hôpital où je travaillais, après plusieurs années d'expérience, notre équipe avait évolué vers ce modèle multidisciplinaire, dans lequel l'oncologue est le responsable du patient, naturellement, mais de concert avec d'autres professionnels aussi importants que lui, voire indispensables.

Je mentionne ce modèle multidisciplinaire dans une équipe, parce que je l'ai vu fonctionner très bien. Mais certainement il y a d'autres expériences aussi valables. L'important, à mon avis, est que le patient ait un support, parce que c'est un traitement très exigeant, parfois avec des complications non négligeables. De plus, il faut que le patient ou sa famille soient informés à propos de tout, afin de pouvoir faire face à la bataille, avec la disposition et la préparation nécessaires. Personne ne peut être « passif » dans ce combat. Ainsi, nous évitons les surprises qui peuvent déstabiliser l'ensemble de la structure.

Dans certains cas, cependant, le patient ne veut pas recevoir des renseignements. Il développe une barrière presque infranchissable. Ce n'est pas difficile de détecter cette manœuvre du patient, la barrière est presque palpable. Selon moi, il faut respecter cette réaction. Si nous essayons de démolir cette défense du patient, le résultat peut être désastreux. Les psychologues seraient plus indiqués pour expliquer ce phénomène et mieux conduire un tel cas. Je l'ai constaté pendant mes années de pratique, non rarement. J'ai vu des oncologues qui ont défoncé cette porte barrée et le résultat n'était pas agréable à voir. Moi, je n'ose pas forcer une porte fermée par quelqu'un en état de souffrance, il faut lui donner du temps.

D'autre part, pour quelqu'un qui veut s'informer au sujet de la maladie et du traitement, en plus des renseignements fournis directement par le personnel soignant, aujourd'hui, il y a beaucoup d'information fiable disponible sur internet. Il s'agit de trouver la bonne source d'information. Je cite une adresse web très utile, le site de la Société Canadienne du Cancer.[2]

Je vous invite, également, à lire le paragraphe intitulé "Appel", à la fin de ce chapitre.

Le rôle de la famille et des amis

En parlant de patients, nous ne pouvons pas oublier leur famille et leurs amis, parce que leur rôle est très important. Nous avons besoin du confort donné par ceux qui

2 http://www.cancer.ca/

nous entourent. Il est plus facile de faire face aux difficultés dans notre vie, lorsque nous avons de l'aide de gens autour de nous. La maladie et son traitement deviennent un poids moins lourd à porter. Pour le patient, il est aussi un moyen de découvrir l'humilité de faire partie de cet univers, de faire partie de son développement, permettant à d'autres de grandir par leurs bonnes actions. Comme il est réconfortant pour la famille et les amis d'être un instrument auxiliaire. Il est très gratifiant d'être là pour dire de bons mots, d'aider le plus possible, puis d'être capable de penser à nous-même comme quelqu'un qui a accompli une mission. Et quand nous accomplissons une mission pas par obligation, juste par amour, il est infiniment réconfortant.

Pour ceux qui ne se sentent pas concernés quand un proche est malade, réfléchissez : tout le monde aura son temps d'avoir besoin de soins et de l'aide des autres. Passez indemne tout le long de sa vie est un évènement très rare. C'est simplement une question de temps. Pensez-y. Si nous n'aidons pas nos proches, nous sommes peut-être à risque de ne pas recevoir de l'aide quand nous en aurons besoin. Ce ne sont pas des menaces, il s'agit d'une pensée logique : si nous nous effaçons, nous serons naturellement effacés, oubliés. Telle est la réalité. Cela fonctionne de cette façon. Même si quelqu'un est très riche et a beaucoup de gens à prendre soin de lui, ce n'est pas la même chose d'être entouré par de vrais amis et par la famille.

Il est intéressant de souligner que quand on s'entraide, nous agissons ensemble pour développer un monde meilleur pour tous. Chaque action produit une réaction, il n'est pas différent dans ce cas.

Écrivons nos sentiments...

Les renseignements donnés par l'équipe de soins de santé ne sont pas les seules qui comptent. Indispensable aussi est l'information que le patient donne au médecin et à l'équipe soignante. Il est souhaitable que le patient écrive une sorte de journal, avec toutes les observations qu'il juge importantes, par rapport à ses symptômes, aux changements présentés au cours du traitement. C'est certainement utile pour tous. En même temps, il peut préparer une liste de questions qu'il veut poser à l'équipe d'oncologie, lors de la prochaine consultation. Quand beaucoup de questionnements, beaucoup de conflits surgissent dans notre esprit, nous sommes portés à oublier quelque chose. La liste aide-mémoire contribuera à diminuer l'anxiété qui se manifeste très souvent. En outre, le patient peut ajouter ses impressions personnelles. Avec tout le texte qu'il va créer, il pourra livrer un témoignage pour partager son expérience, comme je le fais maintenant. Le partage est toujours bienvenu.

Culpabilité ?

Quand les patients sont des enfants et des adolescents, une raison de plus s'impose pour le besoin d'un accompagnement spécial d'ordre psychologique, pas seulement pour eux, mais aussi pour leur famille. Le jeune n'est pas nécessairement conscient de la mort, mais il y a plusieurs problèmes qui surviennent au cours du traitement, comme des procédures et des soins spéciaux qui sont nécessaires, des altérations de sa propre image — il sera confronté à des changements importants dans sa vie. Pour la famille, surtout les parents, cet accompagnement est fondamental, parce que, souvent, ils se sentent plus affectés que s'ils étaient malades eux-mêmes. En plus de leur propre souffrance en tant que parents, ils s'emparent de celle de leur enfant. Parfois, l'effet sur les parents est catastrophique à tel point, que leur désespoir est perçu par le jeune et que leurs inquiétudes lui sont ainsi transmises. Il faut éviter qu'un tel déséquilibre survienne, parce qu'il peut perturber les rapports avec le personnel soignant, nuire au déroulement des procédures et, conséquemment, à l'efficacité du traitement. Le jeune patient devient souvent plus irritable et intolérant. On a l'impression qu'il se sent coupable, il est l'objet de la souffrance de ses parents et il veut tout simplement que cela cesse. Le scénario devient alors beaucoup plus pénible.

Les parents n'ont pas besoin de prouver leur amour à l'enfant, en lui montrant leur désespoir en raison de sa maladie. Plus grande preuve d'amour est de lui apporter leur soutien, en toute sérénité, pour lui faire se sentir bien.

Dans certains cas, il y a un problème de transfert de culpabilité des parents à l'équipe de soins de santé, pas facile à traiter. Les parents peuvent se sentir comme si ils ont fait une erreur á un moment donné dans la vie de leur enfant, mais ils ne sont pas en mesure d'accepter qu'ils ont fait quelque chose de mal. La culpabilité est trop lourde pour eux à supporter, et ils la transfèrent instinctivement à l'équipe soignante. Habituellement, il n'y a rien fait de mal, et c'est plutôt une question de malaise causé par la maladie. Nous devons être attentifs à ce genre de problématique.

L'enfance est un phénomène singulier en soi. J'ai beaucoup de questions à ce sujet, des questions qui sont au-delà du domaine médical. Les réponses physiologiques simplistes ne me suffisent pas. Il y a quelque chose d'inexplicable dans le fait d'être en développement. C'est quelque chose qu'il faut respecter avec tout notre étonnement. Mais ce sujet n'est pas la cible de cet ouvrage, je le laisse en suspens, pour le moment.

L'immortalité

Les adultes, peu importe leur classe sociale ou leur niveau d'information, quand ils sont malades, ils présentent un modèle similaire de réaction, selon moi — mais chacun à sa manière — paradoxalement. Parce que chaque personne est unique, mais tous ont un point commun que rien, pour le moment, ne peut changer : la mort. Quoique la richesse ou l'éducation puissent apporter un peu plus de confort ou de compréhension de la situation, cela ne change rien à la confrontation avec la mort qui s'abat sur tous, sans distinction. Normalement, nous ne pensons pas que nous allons mourir, même si c'est la seule certitude que nous ayons dans la vie — cette finitude absolument solitaire, malgré son universalité. Et à chacun de lutter pour sa survie, comme si c'était la quête de l'immortalité, cette idée qui nous hante et nous affronte continuellement.

La recherche de la guérison des maladies, les efforts pour obtenir l'augmentation de l'espérance de vie… Est-ce que l'on peut constater ici une tendance de l'être humain à vouloir aller plus loin ? Vers l'immortalité ? Pourquoi pas ? La vie, pourquoi surgit-elle, pour ensuite s'éteindre ? Où est l'origine de ce cercle vicieux ? Pourquoi avons-nous cet instinct ancestral de survie ?

Revenons au côté plus terre à terre

Revenons au côté plus terre à terre… Il est important de considérer la disposition de chaque patient. L'idéal est de garder la personne fonctionnelle pendant et après le traitement. Si elle possède une bonne réserve de santé, si la maladie ou le traitement ne l'empêchent pas de continuer dans ses activités quotidiennes, je crois qu'elle doit continuer sa vie le plus normalement possible. Ce n'est pas seulement le médecin qui va décider, le patient aussi va établir ses limites. Il arrive fréquemment, toutefois, pendant le traitement du cancer, que le système immunitaire de la personne soit compromis. La défense de l'organisme contre les agents infectieux devient donc affaiblie et le patient est sujet à un risque accru d'attraper des infections. Alors, il est souhaitable que le patient ne s'expose pas à ce risque et l'isolement peut s'avérer nécessaire, surtout pendant les périodes plus critiques. Le médecin va déterminer des évaluations pour aider le patient à se protéger. Même si le patient est isolé, les risques continuent à exister parce que les micro-organismes présents dans le corps peuvent « profiter » de la situation, c'est-à-dire que les défenses affaiblies peuvent laisser les « opportunistes » agir. Il est très important de suivre les directives du personnel soignant. Mais la paranoïa n'est pas conseillée non plus. La médecine possède, aujourd'hui, des moyens pour pallier les conséquences des baisses importantes des défenses naturelles de l'organisme et même des médicaments pour stimuler la production de cellules responsables de ces défenses. D'ailleurs, l'oncologue dispose de tout un arsenal de mesures et de médicaments pour contrer les effets indésirables du traitement, maintenant beaucoup moins pénible que par le passé. Les cas d'hospitalisation, par exemple, ont beaucoup diminué.

En parlant d'effet indésirable, la perte de cheveux en est un des plus redoutables et il n'y a pas grande chose à faire pour l'éviter. L'image de soi est un point très important à considérer, c'est incontestable. Le visage et la chevelure sont le premier signe d'identité d'une personne. La chute des cheveux est une perte qui s'ajoute, dans la conjoncture vécue par le patient, déjà affecté par d'autres pertes. Ce n'est pas futile, comme l'on pourrait argumenter. Perdre ses cheveux du jour au lendemain est une agression réelle. Et si le bien-être du patient est en jeu, il est nécessaire de régler cette situation, il faut mettre toutes les chances du côté de la réussite. Je crois que l'utilisation d'une perruque est une solution très satisfaisante. Elle peut être fabriquée sur mesure, de façon à reproduire le visuel de la personne le plus fidèlement possible. L'intention n'est pas de cacher la vérité, le but principal est de supprimer la souffrance inutile. Tous les efforts doivent être entrepris pour garder le moral du patient. C'est important pour obtenir de bons résultats. Voilà !

Avec l'évolution du traitement, un nombre considérable de cas, continuellement en hausse, deviennent curables. Il faut changer l'idée préconçue de l'équation « cancer égal mort ». Ce n'est pas toujours le cas. De plus, le fait d'avoir des pensées plus positives donne plus de motivation pour confronter la bataille qui mènera à la victoire.

Parfois, nous nous retrouvons seuls avec nos pensées et nos doutes — il ne faut pas se renfermer, l'idéal est de chercher de l'aide pour obtenir des renseignements ou tout simplement pour parler avec quelqu'un.

Il ne faut pas se laisser décourager. Je sais que ce n'est pas facile et c'est pour cette raison que j'écris ce livre. Je veux que mon ouvrage soit un instrument auxiliaire d'aide à ceux qui cherchent de la motivation pour ne pas abandonner, à ceux qui sont en quête des raisons pour ce qui leur arrive. Parce que moi aussi, je cherche à comprendre les circonstances qui nous entourent. J'ai choisi d'écrire de façon informelle pour nous permettre d'ouvrir notre « boîte à réflexions ». Je n'apporte pas de solutions miraculeuses, je partage mes pensées avec vous, je suis à votre côté dans cette épreuve.

Si de votre côté, toutefois, le moment n'est pas bon pour les interrogations, pour les réflexions, si vous voulez passer à autre chose, alors écoutez ce que le cœur dit, laissez donc cette lecture pour une autre fois. Peut-être, il faut s'adonner à une activité qui procure du plaisir, il faut se gâter de temps à autre. On a besoin de pauses pour « recharger les batteries ». Il faut garder le moral pour confronter mieux la situation.

On y va !

Quant au traitement, même dans les situations les plus compliquées et difficiles, je ne dirais jamais que l'on a perdu la bataille.

Je crois fermement que, d'un jour à l'autre, la science va trouver comment procéder avec le piège dans lequel l'organisme tombe pour développer le cancer. Le vrai piège, et non des facteurs qui augmentent ou diminuent la possibilité, qui rendent le champ propice ou non à l'apparition de la maladie. Un jour viendra où l'on trouvera la clé qui ouvrira la porte à la guérison complète. Mais on ne sait pas quand. Et si c'était demain ? C'est avec cet espoir dans mon esprit, que je me motivais pour continuer à traiter même les cas les plus résistants et avec des pronostics moins favorables. Tant que le traitement combattait le mal et n'était pas plus dangereux pour la personne que la maladie elle-même, je n'ai jamais voulu abandonner. Et j'expliquais mon point de vue au patient et à la famille — pour ma part je continuais — à eux de décider le contraire.

Une chose est claire dans mon esprit : chaque patient doit être considéré comme l'élément principal qui motive le médecin au moment de décider d'un traitement quelconque. Tous les soins doivent être prodigués pour obtenir le meilleur résultat possible. Même si cela semble évident, je tiens à le souligner. Chacun de nous est le reflet de l'autre — « à son image et à sa ressemblance ». Quand nous soignons une personne et observons les résultats, c'est toujours un apprentissage et une réalisation pour tous. C'est un pas de plus vers la connaissance de l'univers qui existe dans chacun et qui représente la totalité. C'est ainsi que je vois les choses.

Oui, le patient est le paramètre le plus important de cette équation, et c'est en fonction de ses besoins que l'on adapte tous les autres éléments. Alors, avec l'expérience acquise, ajustons le traitement pour chacun et cela fera partie d'un nouveau bilan qui servira de base pour guider les traitements futurs — ce sera utile pour nous-mêmes, pour tous.

Toutefois, la décision à propos du moment où arrêter le traitement oncologique dans les cas moins favorables ne fait pas l'unanimité, même parmi les patients. Selon moi, la décision devrait être prise par le médecin et par le patient, ou son représentant, après des conversations franches des deux côtés.

Croyances

Malgré et à cause de tous ces soins méticuleux qui sont nécessaires, le patient oncologique se sent dans une bataille, c'est indéniable. Parfois il est tenté de chercher des traitements alternatifs. Il arrive souvent que le patient ou sa famille ont entendu parler d'un traitement considéré non orthodoxe par la médecine conventionnelle — des substances ou des méthodes « miraculeuses », étonnamment pas encore connues par la science et promettant un taux élevé de guérison. J'ai déjà vu des gens, auparavant parmi les plus sceptiques, embarquer dans ces histoires, quand quelqu'un de leur famille était affecté par le cancer ou quand eux-mêmes étaient malades. Moi-même, j'ai déjà été tentée de croire à un traitement de ce genre, proposé par l'entourage, quand ma sœur a été considérée incurable. Je me disais que si c'était une substance qui ne causait pas de mal à l'organisme et si elle ne dérangeait pas le traitement officiel, alors il n'y avait pas de problème pour l'utiliser. Dans le fond, j'avais un germe d'espoir que cela pourrait avoir un effet bénéfique. Et ce n'est pas parce que j'ai passé par cette expérience que je le dis. Ce n'est pas nouveau ni rare. Il s'agit d'une réaction fréquente qui ne doit pas être traité comme une grave erreur. D'ailleurs, on sait que beaucoup de traitements qui existent aujourd'hui ont débuté à partir d'observations anodines, pas toujours dans les laboratoires hautement équipés.

En tant que médecin, avant que ma famille ait été touchée par le cancer, quand j'étais encore imprégnée de la toute-puissance des médecins comme détenteurs du pouvoir de diagnostiquer et de guérir, je trouvais ridicule cette quête de traitements supposément miraculeux. Je devenais parfois intolérante avec cette attitude de la part des patients et de leurs familles — inutile de dire plus que la célèbre locution latine « *Errare humanum est* » — je l'admets.

Il ne faut absolument pas aller vers les extrêmes, ni abandonner le traitement prescrit par le médecin pour s'aventurer à prendre des substances inconnues et mal étudiées, ni les refuser complètement et « *a priori* ». Le bon sens doit toujours être à l'ordre du jour. Que ce soit pour obtenir un apaisement d'esprit que l'espoir procure, l'usage de ces substances est à considérer dans le menu, tout en discutant clairement avec le patient et sa famille de la vraie raison de leur utilisation.

Nous avons besoin de croire à quelque chose. C'est inné, semble-t-il, chez l'être humain, cette tendance à avoir des croyances — une religion ou un idéal peuvent nourrir nos besoins de croire à quelque chose. Comment nous sommes mesquins lorsque nous ignorons la puissance de la foi ! Nous n'avons pas suffisamment de connaissances pour juger quoi que ce soit dans ce domaine. Même la science est encore au niveau des croyances. Même si elle essaie toujours de nous présenter des preuves, nous savons très bien comment les concepts, considérés démontrés et intouchables à un moment donné, peuvent tomber du jour au lendemain, face à de nouvelles constatations. C'est déjà arrivé maintes fois dans l'histoire de la science. Pourquoi donc avons-nous cette grave déviation de penser que nous connaissons la vérité ? Nous n'avons que des croyances… toujours ! Même les plus sceptiques, qui ne croient à rien, qui croient à eux-mêmes. Et encore là, ce n'est qu'une croyance…

Dans la salle d'attente

J'aurais encore quelque chose à ajouter à propos de mon personnage principal et son environnement. La vie n'est pas toujours rose dans les salles d'attente des départements d'oncologie, c'est facile de le constater. Il s'agit tout simplement de nous rappeler que nous sommes tous semblables, mais que chacun a sa particularité, il ne faut pas généraliser — c'est comme cela aussi pour la maladie, comme dans la vraie vie — rien de plus vrai que cela. Le cancer se manifeste de plusieurs façons, selon la cellule de laquelle il s'origine, selon la phase (en oncologie, on dit plus souvent le stade de la maladie) et, surtout, selon l'hôte. Enfin, on pourrait dire que ce sont plusieurs maladies différentes appelées cancer. Le scénario que l'on voit dans un département d'oncologie comporte des situations très variées. L'état de santé et l'aspect visuel d'une personne ne représente pas une étape par laquelle tous vont passer. Donc, on ne peut pas se projeter parfaitement sur une autre image, les contours ne s'ajustent pas. Le prévisible n'est pas toujours visible.

Alors, ne nourrissez pas votre imagination de mauvais scénarios. Chaque personne est unique et possède sa façon personnelle de réagir à une lésion et au traitement.

Appel

Comme je l'ai dit précédemment, je voudrais inviter tout le monde à participer à la création d'un projet pour une nouvelle approche du cancer — la nouvelle approche que j'ai mentionnée au chapitre 2. Le patient est le premier intéressé, de sorte qu'il ne devrait pas garder une attitude passive. En étant porteur d'une lésion qui peut allumer la lumière au bout du tunnel, sa contribution est essentielle pour que nous en trouvions la sortie pour toute l'humanité. Et selon l'avancement du projet au moment de sa participation, le patient pourrait déjà bénéficier des résultats, lui-même.

Évidemment, je ne conseille pas à personne de négliger le traitement qu'il subit pour s'aventurer comme un paladin à la recherche de solutions fantastiques. La proposition est d'agir selon la disponibilité de chacun — aussi simple que cela. Pour ceux dont le seul contact avec un véhicule de la science est son médecin et son équipe, transmettez leur notre proposition, s'ils ne sont pas encore engagés. Pour ceux qui ont accès à des centres universitaires de recherche ou à des compagnies pharmaceutiques, c'est encore mieux. Le point de départ est de proposer des études qui soient en mesure de générer des traitements dont les mécanismes d'action n'aient pas la mort cellulaire comme objectif principal — c'est la « recette magique », à mon avis. L'idée est décrite au chapitre 2 de ce livre, sous le titre « Pensons à une nouvelle approche », et « La proposition ».

Il y aura résistance de la part des scientifiques, eux-mêmes, bien sûr. Mais nous ne pouvons pas abandonner facilement. Demandez à votre médecin de lancer cette idée, au moins, au prochain Congrès duquel il participera, comme un message en provenance d'un patient — il pourrait y avoir quelqu'un intéressé. Si nécessaire, nous allons offrir des échantillons de nos tissus, normaux ou pathologiques, pour les études. Plus ample est l'échantillonnage, plus grande sera la fiabilité de l'étude.

Nous sommes à l'ère des réseaux sociaux et ils sont très efficaces dans la diffusion de tant d'évènements, tant d'histoires... Nous pouvons les utiliser à cette fin aussi. Je vais aussi utiliser les réseaux sociaux pour propager mes idées. Nous devons accélérer les études sur le cancer et étendre l'éventail des possibilités, afin que les traitements deviennent moins agressifs et plus efficaces. Il faut plus d'efforts pour innover, encore plus que ce qui a déjà été fait. Beaucoup de progrès ont été réalisés, mais ils ne sont toujours pas assez pour tout le monde. Les siècles passent et la guérison sûre pour le cancer n'est pas atteinte... Agissons, nous sommes tous dans le même bateau. Naviguons !

4. Le médecin

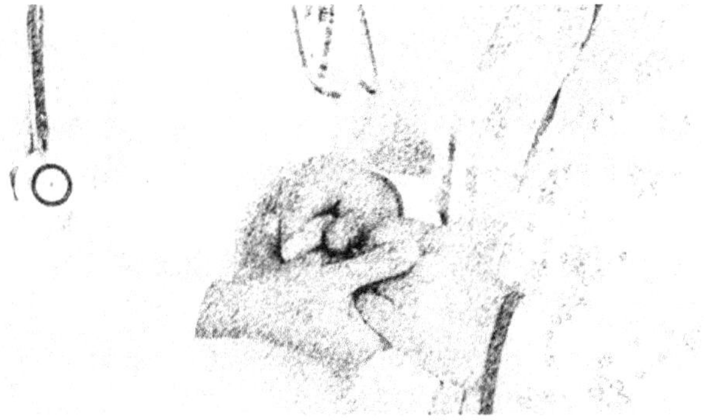

Le médecin, du latin *medicus* (« médecin » ou « apte à guérir » ; « qui soigne, guérit ») — qui est-il? Qui est cette personne qui veut se mettre en position de guérisseur ? Depuis la nuit des temps, toutes les communautés d'humains, aussi primitifs soient-ils, avaient quelqu'un qui s'occupait des malades, parfois considéré comme une sorte de magicien ou de sorcier, possédant des pouvoirs surnaturels. Les concepts ont changé mais on constate encore de nos jours une réminiscence de cette croyance, parce que l'on considère que le médecin d'aujourd'hui doit avoir une « vocation » et un certain talent pour exercer sa profession. Au moins, il doit être un étudiant performant, puisque dans la majorité des pays, l'accès au cours de médecine est réservé à ceux qui ont les meilleures notes ou qui réussissent les examens pour entrer à l'université. Et il est compréhensible que ce soit ainsi, car le médecin est celui qui va s'occuper du bien le plus important pour nous garder en vie, la santé.

Nous prenons pour acquis que la recherche de la guérison est une idée logique. Mais si nous nous arrêtons un peu pour réfléchir, si nous essayons de libérer notre esprit de son état de conditionnement habituel, nous nous retrouverons devant une attitude qui représente une tentative de contrarier la nature périssable de notre univers — de ce que nous connaissons de l'univers. En fait, le médecin serait un individu qui travaille toujours à contre-courant, son but serait d'inverser les processus naturels qui nous font périr. Dans ce sens, le médecin continue à être quelqu'un qui aurait une vocation pour le surnaturel, pas très éloigné du sorcier des tribus primitives. Le surnaturel, bien entendu, dans sa signification stricte, c'est-à-dire au-delà des lois de la nature (de l'univers que nous connaissons). Bien sûr, pour soigner les malades, le médecin ne dispose que des outils qui ont été créés dans ce même univers et qui sont soumis aux mêmes lois. Mais il n'empêche qu'il s'agit d'une action pour contrer notre nature périssable. Tout cela semble paradoxal et je dis « semble » parce que nous connaissons si peu de nous-mêmes, qu'il serait arrogant d'avoir des certitudes.

Il y a une question qui me revient toujours à l'esprit. Et pouvoir partager cette interrogation avec vous me soulage, car c'est également un appel à la réflexion et à la recherche de réponses que je ne suis pas capable de trouver. Peut-être quelqu'un qui lit mon ouvrage pourra faire un pas de plus dans la quête de solutions. Il s'agit du conflit que je constate entre notre appartenance à cet univers périssable et notre propension à vouloir nous en sortir. Cette envie de longévité, serait-il un signe, peut-être, que la finitude ne nous sert pas, que notre intégrité n'appartient pas à ce standard offert par cet univers périssable que nous connaissons ?

Pour le moment, revenons à notre magicien-sorcier qui essaie de guérir les malades — je dirais qu'aujourd'hui, il est un professionnel industriel, tellement il y a d'équipements pour l'aider. Heureusement, l'intuition médicale ne perd jamais sa place.

Pourquoi choisit-on la profession de médecin ? Quelle est la motivation d'un jeune étudiant pour élire ce domaine ? Je peux répondre à cette question en partie, en ce qui me concerne. Quand moi, j'ai choisi d'être médecin, je voulais connaître plus profondément l'être humain et pouvoir aider les gens. Mon père était médecin et je ne peux pas dire qu'il ne m'a pas influencé dans mon choix. Il a été un médecin très compétent et dévoué, qui a exercé sa profession charitablement. Il était considéré comme une personne bénie. Dans un pays où il y avait — et où il y a encore — une grande partie de la population qui vie dans la pauvreté et à une époque où le système de santé n'était pas aussi bureaucratisé qu'aujourd'hui, il a consacré sa vie à aider son prochain. C'est certain que les personnes comme lui influencent fortement son entourage. Mais je n'ai jamais pensé qu'il avait influencé mon choix, car je n'ai jamais osé penser que je pourrais être comme lui — jamais cette idée n'a fait surface. Aussi étrange que cela puisse paraître, c'est maintenant, en écrivant cet essai, que je fais cette analyse.

Pourquoi choisit-on d'être oncologue ? On m'a souvent posé cette question. Premièrement, qu'est-ce qu'un oncologue ? Un oncologue est un médecin qui traite les patients qui ont reçu un diagnostic de cancer. La tendance actuelle est d'avoir des spécialistes dans chaque domaine, soit la chirurgie oncologique, la radiothérapie, l'oncologie clinique et l'oncologie pédiatrique, ces deux dernières spécialités étant désignées pour le traitement par des médicaments. Mais tous font partie de la grande équipe d'oncologie.

Dans mon cas, j'ai effectué un stage dans un service d'oncologie clinique, qui m'avait été indiqué par un collègue. J'ai aimé le service, je l'ai trouvé très bien organisé. Et j'ai fini par faire ma spécialisation dans ce même service. Ensuite j'ai été invitée pour rester dans l'équipe. Je veux profiter de l'occasion pour rendre un hommage au précepteur d'oncologie du service où je me suis spécialisée, le Dr Sebastião Cabral Filho. Il est aussi le chef du Centre de Chimiothérapie Antiblastique et d'Immunothérapie, où j'ai travaillé pendant vingt ans.[3] C'est une personne très compétente et dynamique, toujours intéressée à répandre le savoir et le goût pour les études. Je me souviens quand on se plaignait de ne pas avoir eu le temps d'étudier, car on s'occupait des malades à l'hôpital toute la journée et on avait seulement la soirée pour étudier, il nous disait : « Qu'est-ce que vous faites pendant la nuit? Étudiez ! » Et il avait raison, il faut étudier beaucoup, s'y consacrer corps et âme ! Quand j'étais jeune, on disait que la médecine était comme le sacerdoce. C'est vrai qu'il faut avoir de la vocation pour y arriver !

---

3 http://www.cqai.com.br

Et la vocation, qu'est-ce que c'est ? Le dictionnaire[4] dit : « Inclination, penchant impérieux qu'un individu ressent pour une profession, une activité ou un genre de vie ». Je me demande, parfois, si j'avais la vocation pour être médecin et surtout pour être oncologue. J'ai déjà pensé que je ne l'avais pas, étant donné que j'ai abandonné ma profession, quand j'ai déménagé au Québec. J'ai essayé de la poursuivre ici certes, mais je n'ai pas réussi à obtenir le permis pour l'exercer. Toutefois, j'avais une bonne raison pour déménager, j'ai trouvé le bonheur avec mon Québécois — « Qui prend mari, prend pays »… Voilà !

Tout de même, travailler comme oncologue pendant vingt ans m'a permis d'avoir une expérience suffisamment vaste. J'ai vu la maladie dans la gamme de stades la plus variée, j'ai eu des patients en provenance de différentes régions, de toutes classes sociales, avec des énormes écarts dans le niveau d'information. J'ai suivi des cas de victoire et des cas d'échec. Ce n'est pas facile ! Et c'est seulement quand nous sortons complètement du « scénario », que nous nous en rendons compte. Les médecins sont tellement occupés à étudier, à évaluer et à traiter leurs pa-

4 Le Trésor de la langue française informatisé (http://atilf.atilf.fr/)

tients, qu'ils ne peuvent pas s'offrir le luxe de s'émouvoir.

En effet, ils sont souvent accusés d'indifférence, parce qu'ils sont très concis pendant les consultations et le suivi du patient et qu'ils présentent une apparente insensibilité. C'est tout à fait normal et involontaire, comme une réaction de défense, pour garder leur intégrité émotionnelle. Et c'est correct, selon moi. Il doit traiter beaucoup de patients et il doit garder sa raison, son intellect, dans le meilleur état possible afin de prendre des décisions importantes pour le patient.

Moi, j'ai suivi ce rituel pendant tout mon temps comme oncologue, sauf les deux dernières années, après le décès de ma sœur, qui a succombé au cancer. Je me souviens une fois, après avoir reçu une patiente en consultation, accompagnée de sa sœur, j'ai éclaté en sanglots, comme si c'était ma sœur et moi qui venions de quitter mon bureau. Et c'est dans cet état que la sœur de la patiente, en retournant à mon bureau pour me poser des questions supplémentaires, m'avait pris en flagrant. Je n'avais pas eu le temps de cacher mon chagrin. Alors, j'ai dû lui confesser mes sentiments pour qu'elle ne pense que sa sœur était mourante. Je n'étais plus la même personne et cette situation a facilité mon acceptation d'abandonner ma profession, quand j'ai décidé de rester au Québec. Finalement, toute cette expérience m'a laissé des séquelles importantes. Je félicite les médecins qui ont vécu des situations semblables et qui gardent le contrôle de leur côté émotionnel. C'est admirable ! Et il faut que ce soit ainsi. Sinon, on perd la capacité d'être médecin.

Mais une fois médecin, toujours médecin, comme les prêtres, semblerait-il. Je ne démens pas complètement cette affirmation, me voici à écrire à propos de ce sujet, qui occupe encore mes pensées.

Pour essayer de mieux comprendre l'oncologue, cet étrange personnage, on pourrait dire que cette folie commence par l'intérêt pour la science. Pour étudier les effets de la chimiothérapie, par exemple, il faut étudier les mécanismes vitaux les plus intimes des cellules de notre organisme, parce que c'est là que les médicaments vont agir. C'est fascinant ! Quand on étudie la base pharmacologique, le mécanisme d'action des traitements du cancer, on devient optimiste par rapport à la possibilité de guérison. La lutte qui se déroule au niveau de la structure profonde des cellules, l'action des molécules des chimiothérapies afin de piéger la cellule à un moment donné ou sur un point ciblé, pour la détruire, tout cela attire l'attention de quelqu'un intéressé à la science et aux mystères de la vie. Cela motive encore plus le médecin qui a choisi d'être oncologue. Et ainsi il est tenté de continuer son combat contre la mort, en touchant des points vitaux... Aussi paradoxal que cela puisse paraître.

En oncologie, il y a aussi un autre facteur qui garde l'espoir du médecin toujours vivant. C'est une des spécialités où le partage de connaissances se fait le plus intensément. Innombrables sont les rencontres professionnelles et scientifiques qui se réalisent localement, régionalement, internationalement, partout au monde, avec des échanges de résultats de traitements, présentés à l'aide d'études statistiques très rigoureuses. De cette manière, les protocoles de traitement sont répandus à l'échelle planétaire et l'oncologue se sent comme dans un réseau où il peut se renseigner, en même temps donner sa contribution et s'actualiser continuellement.

Le rôle des compagnies pharmaceutiques

Le moment est arrivé de mentionner le rôle joué par les compagnies pharmaceutiques. Nous savons qu'ils ont un grand intérêt économique en jeu. Mais je tiens à souligner leur importance pour le développement et pour le progrès du traitement du cancer, parce que ces entreprises s'infiltrent dans les coins les plus reculés et cachés de la planète avec leurs représentants, pour rendre leurs produits à la portée des médecins. Cela finit par être utile pour la standardisation des approches oncologiques, lorsque de concert avec l'accès aux réseaux de protocoles de traitement et les critères de plus en plus strictes pour l'utilisation des médicaments contre le cancer. Et c'est une bonne manière d'étudier les nouveaux protocoles de traitement aussi, parce que plus il y a des patients en évaluation, plus les résultats des études sont fiables.

Mais attention, le jugement des médecins est conseillé pour s'assurer d'emprunter toujours la bonne voie. Et la bonne voie d'un médecin est la santé des patients et non servir à l'intérêt économique. Il faut toujours se fonder sur les études qui ont prouvé amplement l'efficacité du traitement. S'il s'agit d'études expérimentales en cours, il est fondamental de suivre les critères scientifiques les plus sévères. On ne peut pas laisser de côté un traitement reconnu comme bien réussi, pour essayer des nouvelles approches, sans une évidence claire de la nécessité de changement.

Le célèbre rapport bénéfice-risque

D'ailleurs, la capacité de jugement

doit toujours être très aiguisée dans l'exercice de cette profession. Une autre situation qui exige également cette capacité est la recherche d'une meilleure solution aux conflits parmi plusieurs circonstances de morbidité. Il faut savoir analyser très précisément le rapport risque/ bénéfice du traitement, c'est-à-dire savoir quand le traitement devient plus dangereux que la maladie elle-même. Cependant, il y a des situations très difficiles auxquelles il faut faire face. Par exemple, quand nous savons que le traitement doit être très agressif pour atteindre la guérison — au point de mettre en péril la vie du patient. Il faut prendre ce risque dans certains cas et, naturellement, aviser le patient et sa famille de ces conditions afin d'obtenir leur autorisation pour ainsi procéder.

Cette capacité de jugement développée est également nécessaire dans des situations complètement opposées, par exemple, afin de décider quand arrêter le traitement, quand il devient plus néfaste que bénéfique. Quand la guérison n'est pas possible, le but du traitement peut être aussi pour une meilleure qualité de vie associée à une survie plus longue ; il y a un moment où le traitement devient inutile, ne menant qu'à plus de souffrance.

Il y a beaucoup de conditions différentes qui nécessitent différents types de traitement. La maladie peut avoir un comportement chronique, par exemple. Et elle peut être considérée comme de nombreuses autres conditions qui ne sont pas guéries, mais qui ne menacent pas la vie immédiatement, nécessitant donc un traitement chronique aussi.

Le jugement du médecin est toujours important, il faut le laisser travailler dans les meilleures conditions possibles pour qu'il puisse prendre les bonnes décisions.

Travailler ensemble

Dans ce contexte de « meilleures conditions possibles » et de « bonnes décisions », travailler en équipe est une bonne option car l'échange d'opinions entre collègues peut se faire quotidiennement, c'est enrichissant.

Si un médecin atteint une impasse face à un cas compliqué, il peut demander une brève réunion avec d'autres médecins, dans une salle de conférence, pour discuter sur la façon de mener la situation, alors que le patient est en attente dans le cabinet du médecin. Ceci empêche les retards dans la prise de décision et par conséquent dans le traitement. C'est aussi rassurant pour le patient parce qu'il sait qu'il y a des remplaçants qui connaissent son cas, prêts à remplacer son médecin quand il s'absente. C'est rassurant pour le médecin également de savoir qu'un autre oncologue de son équipe est là pour s'occuper de ses patients, quand il ne peut pas.

Le méchant rapport coût/ bénéfice

Actuellement, on entend parler beaucoup du rapport coût/ bénéfice des traitements. Je ne crois pas que ce soit une analyse qui devrait préoccuper le médecin. C'est la mise en garde que je fais, je ne vois pas sa raison d'être pour le bien du patient, ce rapport ne me sert pas. Je sais que c'est un sujet très controversé. À mon avis, c'est le reflet de l'évolution de la civilisation, qui passe encore par des transformations et se retrouve, pour le moment, chaotique. On perd des paramètres et des critères fondamentaux, la hiérarchie des valeurs est en train de changer et est encore complètement désordonnée et bouleversée. Souhaitons que l'on arrive à un équilibre, un jour. Il est primordial que le patient figure comme la priorité du médecin. Il n'est jamais trop de le souligner.

Toute-puissance : domination/ soumission

Avec tous ces défis et toutes les qualités

requises pour être un bon médecin, on comprend que la fierté vienne s'ajouter à la liste. Et c'est normal. C'est même nécessaire pour bien jouer un rôle si exigeant. On comprend également que cette fierté puisse parfois déborder. Il faut toujours être vigilant pour ne pas se sentir tout-puissant parce que nous sommes très loin de cette condition. En réalité, la toute-puissance n'existe pas dans cet univers périssable. Ce serait trop ridicule d'agir comme si nous l'avions.

Parfois, c'est le patient qui manifeste une révérence démesurée envers son médecin, dans un véritable jeu de domination/ soumission. Dans le passé, cela arrivait plus souvent. De nos jours, la relation médecin/ patient a beaucoup changé, grâce à l'accès plus facile à l'information, y compris pour le patient. Ce dernier est de plus en plus présent dans la prise de décisions. Mais il ne faut pas exagérer, le patient n'a pas eu la formation requise pour tout décider à propos de son traitement. Même quand le patient est un médecin, il n'est pas toujours dans un état émotionnel suffisamment stable pour être en mesure de décider tout seul à propos de sa propre maladie.

Témoignage

Enfin, quel est le but de ma réflexion

à propos de l'oncologue ? J'ai beaucoup de questions. Pourquoi j'ai eu cet appel pour écrire à propos de ce sujet ? Est-ce que mon livre, pourrait-il aider d'autres dans leur cheminement ? Je crois que oui. Le fait de partager nos expériences est très important pour améliorer, pour progresser. J'ai été témoin de beaucoup de souffrance, et j'ai vu également beaucoup d'exemples de courage et de solidarité. L'être humain surprend toujours, nous ne sommes pas un cas perdu. J'ai vu les efforts des médecins pour surmonter les difficultés, pour essayer de toujours obtenir les meilleurs résultats. Aussi, j'ai pu constater l'évolution des traitements au fil du temps.

Parfois, j'ai un sentiment de culpabilité d'avoir laissé mon peuple, mes pauvres, mais ce sentiment s'efface quand je pense que je leur ai consacré une grande partie de ma vie, avec le meilleur de ma jeunesse. Maintenant, je veux laisser un message d'encouragement, une incitation à la « vie », à travers l'oncologue que j'ai été un jour. Je crois qu'il y a encore un long chemin à parcourir, beaucoup de recherches à faire. Mais je suis optimiste, on avance à grands pas — j'en suis témoin. On a beaucoup plus d'espoir aujourd'hui que lorsque j'ai commencé dans la profession.

J'ai des suggestions — peut-être mieux dire des suppliques — pour les oncologues :

— Il faut toujours avoir une attitude d'investigation aiguisée en tous sens, toujours se questionner si on emprunte le bon chemin.

— Il serait souhaitable de réaliser plus de recherches pour le traitement du cancer et de cibler des points d'action différents. Je pense que l'on pourrait étudier une autre approche, au niveau de la division cellulaire. J'ai parlé à propos de ce sujet au deuxième chapitre.

— Planifiez votre travail et votre repos. Et si vous vous sentez fatigués, découragés, prenez du temps pour recharger vos batteries. Mais ne laissez pas vos collègues seuls dans la bataille, surtout ne laissez pas vos patients sans réconfort. N'abandonnez pas, s'il vous plaît.

5. Conclusion

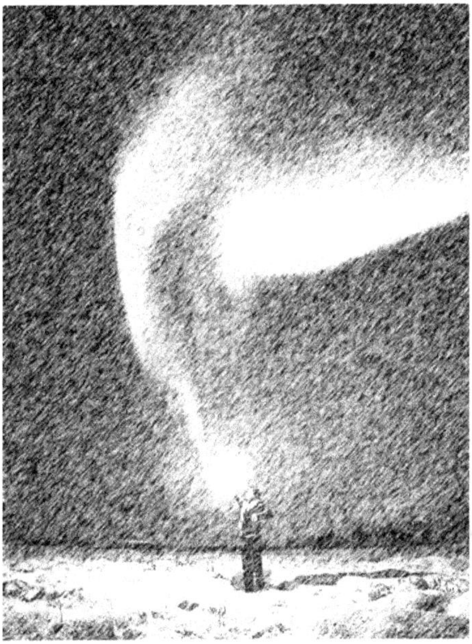

Afin de pratiquer notre capacité de perplexité, je vais laisser ici une information étonnante, dont on ne parle pas souvent avec le public. Il y a des formes de cancer qui entrent en régression spontanée. Oui, c'est possible ! Cela ne vous donne pas des frissons ? L'exemple classique est une tumeur qui peut affecter les jeunes enfants, la maladie étant présente à la naissance — le neuroblastome. Ce n'est pas dans tous les cas de neuroblastome, bien sûr, mais cela peut arriver. Les oncologues le savent, même s'il y en a qui ne l'ont jamais constaté au cours de leur pratique. Moi, j'ai vu plusieurs cas de neuroblastome, à tous les stades où il peut se présenter, car j'ai travaillé longtemps dans le domaine de l'oncologie et dans un centre de référence d'une région très peuplée. Et j'ai vu des cas de rémission complète spontanée.

À mon avis, cela renforce mes propos pour une nouvelle approche dans le traitement du cancer, soit essayer de retourner les cellules cancéreuses à un rythme normal de multiplication, au lieu de penser seulement à les détruire, comme je l'ai dit dans le deuxième chapitre. Nous ne devrions pas penser toujours à la destruction. Nous devons changer cette norme. Nous devons apporter des changements radicaux !

Parfois, j'ai l'impression que nous sommes prisonniers dans un jeu dont nous ne connaissons pas les règles les plus élémentaires. Mais j'ai l'espoir que nous allons trouver le piège dans lequel nous sommes tombés et que nous allons nous en libérer. Tout ce qui nous semble mystérieux ou entouré de mysticisme, le labyrinthe qui nous fait tourner en rond et presque à l'aveugle, va s'éclaircir. Pour le moment, ce n'est qu'une Croyance… avec C majuscule !

Il n'y a pas de conclusion définitive, pour le moment ! C'est la réflexion qui s'impose lors de l'observation des faits. Il faut toujours se poser des questions…

L'humanité est extraordinaire ! Je prends du recul et j'arrive à cette pensée étonnante. Nous vivons dans un univers inhospitalier, cruel. Et nous sommes tellement bons, innocents — je dirais naïfs — que nous sommes capables de trouver la nature belle - cette nature fondée entièrement dans la douleur, même dans ses occurrences les plus ordinaires. Nous arrachons brutalement une plante de ses racines — un geste considéré inoffensif — et nous remercions la nature pour l'avoir donnée comme nourriture. En réalité, on n'aurait pas besoin de remercier, la nature va nous la reprendre, un jour.

J'espère que mes paroles ne sont pas trop dures…

J'essaie simplement de comprendre comment fonctionne notre environnement. Il me semble que chaque évènement qui se passe dans cet univers est une tentative pour donner place à la vie. Cependant, la vie dépend de la mort de l'autre — ce n'est pas ce que j'appellerais de « perfection ». Malgré ce désordre, nous avons une sorte d'instinct ancestral, j'oserais dire une mémoire ancestrale de survie ; nous essayons toujours de récupérer, nous avons une impulsion qui nous conduit au développement. Quoi que ce soit, quelque chose de mal a dû se passer à l'univers pour qu'il se retrouve dans cette imperfection. Il doit y avoir quelque chose de plus large que ce que nous sommes capables de comprendre pour l'instant...

Dans une autre échelle, ce serait quelque chose de semblable à l'agent qui endommage la cellule et déclenche sa multiplication désespérée, malgré les effets néfastes causés à d'autres tissus et même en conduisant à la perte de tout l'organisme. Je suis de plus en plus convaincue que le comportement des cellules cancéreuses est une tentative désespérée pour survivre après un dommage causé par un agent nocif (comme les radiations, juste pour donner un exemple). Le dommage subi est ressenti comme un danger mortel et la cellule commence un mécanisme presque invincible de multiplication, pour garder la vie. Mais il est chaotique et conduit à des conséquences disproportionnées. C'est la puissance de la vie agissant dans un système contenant une erreur, une « erreur de base »... S'il vous plaît, à ce moment, prenons une pause pour réfléchir à ce que je viens de dire.

Au niveau de l'univers, quelque chose de radicalement incorrect est vraiment arrivée à la vie pour expliquer tout cet état chaotique, pas parfait du tout. Il est très tentant de croire à un agent endommageant qui a affecté l'univers, et cela pourrait être ce que certaines religions appellent de « Péché Originel ». Évidemment, je ne crois pas dans les récits traditionnels littéralement, ils sont pleins d'allégories ; mais probablement ils résultent de pensées philosophiques inspirés. Que s'est-il passé ? Je ne sais pas. Nous sommes trop insignifiants pour savoir comment et pourquoi. Mais le résultat est clair, tout le monde peut le constater : chaque unité dans cet univers tente de survivre et ne peut pas échapper à la mort.

Réfléchissons ensemble sur la façon de vaincre la mort... Il doit y avoir une clé pour ouvrir cette immense porte fermée ! Chacun d'entre nous, en communion, nous trouverons le chemin de la vie sans la mort. Il semble que j'ai un discours religieux... Peut-être les deux, la religion et la science, sont plus proches que nous le pensons.

Il y a beaucoup de philosophies qui tentent d'expliquer le mystère de la vie, et elles sont généralement trop compliquées pour comprendre. Ce n'est pas surprenant. Comment établir une logique de quelque chose que nous ne connaissons pas complètement ?

Maintenant, je veux changer de ton. J'ai

essayé de ménager les mots tout au long de cet ouvrage, pour ne pas tomber dans l'inutilité de la sensiblerie. Mais je veux parler doucement, quand même. Le moment est arrivé d'écrire à propos de l'humanité, de nous tous, avec un peu de tendresse.

Parvenus à maturité, nous acquérons une certaine capacité — quoique limitée par notre propre condition — d'analyser mieux notre conjoncture. Malgré toutes les limitations, je constate que l'humanité fait des efforts « surhumains » — si on peut le dire — ce qui me fait croire que l'être humain vaut bien plus que l'imaginable. Nous essayons de surmonter nos propres instincts, nous parvenons à nous organiser et à traiter nos malheurs. L'humanité avance à contre-courant. C'est impossible d'être sceptique ! J'ai l'espoir que nous saurons poursuivre notre évolution de manière intelligente, malgré toute la stupidité dont l'être humain est encore capable de commettre.

Le cancer est un phénomène qui déclenche un élan d'union auprès des humains. Il fait ressortir — tant bien que mal — notre côté de sensibilité, notre empathie vers le prochain. Le sens d'urgence et l'esprit de solidarité se manifestent à tous les niveaux. Au long de mes années de pratique, je fus témoin de beaucoup de gestes d'indulgence, de bienveillance et de générosité. Même dans les chemins tortueux de la bureaucratie des systèmes de santé publique, nous décelons la présence de la compassion en arrière-plan. Sans parler des innombrables organismes, sans but lucratif, qui aident les personnes affectées par la maladie et ses conséquences. Également nombreux sont les gestes de solidarité parmi la population, individuellement ou par l'entremise de diverses associations et campagnes.

Tout ce comportement des êtres humains représente des signes de VIE. Nous ne sommes pas faits pour mourir si brusquement, il y a quelque chose qui semble ne pas être en accord avec l'essence de notre existence. Allons-nous, ensemble, faire encore plus d'efforts... Que la motivation de l'oncologue — **pour une survie plus longue et pour une meilleure qualité de vie** — devienne un unisson.

Que la bonne « aurore polaire » s'installe en toutes latitudes, dans toute son ampleur et magnitude...

Aurore Boréale

Ce que je vois
Ce n'est qu'un bel arc-en-ciel
Fugace
Séducteur spectre de lumière

Formé par quelques circonstances
Produit par hasard, comme moi
Dans mes circonstances génétiques
À la dérive dans un océan
Où je me décompose
En plein vent des évènements
Au hasard du dernier moment
Quand je meurs
Fugace
Je peux choisir le mauve rosé
Comme ma couleur préférée
Tandis que le bleu est le plus aimé
Mais rien ne change
Même pas mon poids
Il faut absolument voir
Un jour
Une aurore boréale
Éclairer une nuit sans fin
Balayer, en flammes
Le hasard cruel du ciel

www.ingramcontent.com/pod-product-compliance
Lightning Source LLC
Chambersburg PA
CBHW050552280326
41933CB00011B/1818
* 9 7 8 8 5 8 1 8 0 3 7 5 3 *